ACADÉMIE IMPÉRIALE DE MÉDECINE

SUR LA

MORTALITÉ DES NOURRISSONS

DISCOURS

PRONONCÉ DANS LA SÉANCE DU 22 FÉVRIER 1870

PAR

M. le Dr Hippolyte BLOT

Membre de l'Académie impériale de médecine
Rapporteur

EN RÉPONSE AUX CRITIQUES ADRESSÉES AU RAPPORT
DE LA COMMISSION

PARIS

J.-B. BAILLIÈRE et FILS

LIBRAIRES DE L'ACADÉMIE IMPÉRIALE DE MÉDECINE
Rue Hautefeuille, 19, près du boulevard Saint-Germain

1870

MORTALITÉ DES NOURRISSONS

Messieurs, après les débats prolongés auxquels l'Académie s'est livrée depuis si longtemps, je ne me dissimule pas les difficultés de ma tâche.

Des discours remarquables ont été prononcés pour et contre la réglementation, et il n'est pas facile aujourd'hui d'en résumer les arguments principaux, d'en apprécier la valeur et de chercher à fixer définitivement les termes dans lesquels la question qui nous préoccupe tous doit être présentée à la commission mixte nommée par le gouvernement. Aussi, messieurs, n'est-ce pas pour souscrire à une formalité banale, mais bien par un sentiment profond et sincère du besoin que j'en ai, que je réclame toute votre attention et toute votre indulgence.

J'arrive bien tard pour présenter des considérations nouvelles, aussi n'est-ce pas à cela que je m'appliquerai surtout. Mes efforts tendront bien plus à replacer la question sur son véritable terrain. Plusieurs de nos honorables collègues l'ont tellement agrandie que le public, médical et extra-médical, a généralement perdu de vue son origine et a, par suite, appliqué à toute la France des données et des résultats statistiques qui, cependant, ne sont applicables qu'à un très-petit nombre de départements, ceux dans lesquels l'industrie nourricière s'est, pour ainsi dire, parquée.

C'est là une exagération dont il faut savoir se défendre. Le mal qui nous a été dévoilé par nos confrères Monot et Brochard est déjà bien assez grand sans qu'on doive se per-

mettre de la généraliser au point d'en constituer une cause de dépopulation pour tout le pays. La mortalité considérable des nouveau-nés observée dans certains départements ne peut pas suffire à autoriser cette conclusion par trop pessimiste. Notre collègue et ami M. Broca vous l'a suffisamment prouvé. D'ailleurs, quand bien même cette mortalité excessive porterait sur toute la France, ce qui heureusement n'est point exact, elle n'autoriserait pas davantage à conclure à un abaissement du chiffre de la population; car, comme l'a très-justement fait remarquer notre distingué confrère, M. Bertillon dans la note intéressante lue à cette tribune en mai 1867, il n'est pas rigoureux de conclure à la diminution de la population d'un pays quelconque par l'examen de la *mortalité considéré dans* UN SEUL AGE, celui des enfants nouveau-nés par exemple. Il a démontré par une statistique extrêmement curieuse que certains pays voient le chiffre de leur population s'élever plus que celui d'autres pays, quoique la mortalité des nouveau-nés soit plus grande dans les premiers que dans les seconds. Ce qui s'explique très-facilement par une relation inverse dans la mortalité des autres âges chez ces différents peuples. Or, comme l'a très-bien dit M. Broca, ce qui importe au pays, c'est d'avoir un grand nombre d'adultes. Or, messieurs, voici ce qu'on lit dans le nouveau document que vient de publier l'administration sur la statistique de la France.

De 1861 à 1866, l'excédant des naissances sur les décès a été de 716 000 environ.

L'accroissement annuel, qui n'était que de 0,20 pour 100 en 1856, est aujourd'hui de 0,36 pour 100.

Enfin, il y a pour 1866, 680 000 âmes de plus qu'en 1861.

Le chiffre total pour 1866 est de 38 067 064 (1).

Vous le voyez donc, messieurs, cette décroissance de la population, en France, est loin d'être démontrée.

S'ensuit-il qu'il ne faille pas s'efforcer d'élever encore ce chiffre en combattant, par tous les moyens possibles, les

---

(1) *Gazette des hôpitaux*, année 1869, n° 119, p. 472.

causes les plus actives de la mortalité qui frappe le premier âge ? Évidemment non, mais c'est au moins un motif suffisant pour ne point proclamer si haut et si fort, *urbi et orbi*, que notre patrie est dans un état de décadence telle que sa vie est menacée dans un avenir plus ou moins prochain.

Sachons donc nous garer de l'exagération, tout en continuant avec ardeur l'étude et la recherche des causes qui augmentent la mortalité du premier âge.

Si j'avais la prétention de répondre à chacun des orateurs qui ont pris part aux débats, je serais forcé de donner à ma réponse des proportions telles que trois ou quatre séances me suffiraient à peine ; je m'efforcerai donc de reprendre la discussion dans son ensemble. Négligeant à dessein tout ce qu'il peut s'être produit de personnel dans les arguments adressés au rapport, je ne m'occuperai que de ce qui peut servir à jeter quelque lumière sur les points encore obscurs du problème si difficile que nous nous efforçons tous de résoudre. Or, ce problème est le suivant :

Par suite de la centralisation de l'industrie dans un très-petit nombre de départements, la mortalité des nourrissons se trouve portée dans ces départements à un chiffre proportionnel déplorable. Comment peut-on combattre un résultat si fâcheux ?

La plupart de nos honorables collègues ont répété à l'envi que le meilleur moyen d'atteindre ce but si désirable et si désiré était d'étudier, de rechercher les causes du mal et ils ont fait à la commission le reproche d'avoir omis cette étude pour se livrer uniquement à la rédaction d'un règlement stérile. Nos collègues auraient pu nous éviter ce reproche si, au lieu de se contenter de lire notre dernier rapport, ils avaient bien voulu prendre connaissance des deux qui l'ont précédé. Ils auraient vu alors que les causes du mal y étaient complétement indiquées, et c'est parce que tout le monde était d'accord sur ce premier point que votre commission a cru devoir, dans le dernier travail qu'elle a soumis à votre approbation, concentrer tous ses efforts sur l'étude des voies et moyens capables d'apporter immé-

diatement, un remède efficace au mal signalé par nos confrères MM. Monot et Brochard. Chacun est venu répéter à
cette tribune que les causes principales du mal que nous
déplorons se trouvent dans le défaut d'observation des conditions les plus élémentaires de l'hygiène. Mais, messieurs,
tout cela a été parfaitement et surabondamment indiqué dans
les mémoires de MM. Monot et Brochard. Aussi n'est-ce
pas sans un grand étonnement que j'ai entendu M. Jules
Guérin se permettre de délivrer à cette tribune un brevet
d'ignorance et d'incapacité à tous nos distingués confrères
de la province.

« Les médecins de campagne, a-t-il dit, ne sont pas au
» courant de la science sur les causes de la mortalité des
» nouveau-nés, la commission aurait dû leur donner des
» instructions positives à ce sujet. »

C'est là, messieurs, une accusation que je ne saurais accepter, car on n'a presque rien ajouté à ce qu'ils ont dit sur
ce sujet. Il suffit pour s'en convaincre de lire, avec l'attention qu'ils méritent, les mémoires adressés à l'Académie
par tous ceux de nos honorables confrères qui se sont oc-
cupés de la question. Et, d'ailleurs, est-ce que les instructions sur l'éducation de la première enfance ne constituent
pas un chapitre important de notre dernier rapport ? Le reproche de nos contradicteurs tombe donc absolument à faux.
Cela établi, si nous cherchons à faire froidement le bilan de
ce qu'a produit la discussion pour éclairer d'un nouveau jour,
l'étude des causes de la mortalité des nouveau-nés, que
trouvons-nous ? Dans les deux discours de notre honorable
collègue M. Boudet, de beaux sentiments philanthropiques,
des aspirations très-nobles vers un état meilleur, l'expres-
sion toujours chaleureuse d'un cœur honnête et droit qui
gémit profondément sur le mal que nous déplorons tous,
mais rien, absolument rien que ce nous connaissons tous sur
les causes de cette plaie si difficile à guérir.

Après M. Boudet, vous avez entendu notre savant collègue
M. Fauvel. Dans un langage clair, précis et élevé que nous
avons applaudi bien sincèrement ; il a cherché à vous dé-

montrer l'insuffisance du lait de femme comme la cause première et presque unique de la mortalité des enfants du premier âge.

De prime abord, entraîné par la logique apparente et l'enchaînement habile des idées émises par notre éminent collègue, je me laissai aller à croire avec lui à la réalité de cette cause, et ma tristesse en fut profondément accrue, car à un tel mal quel remède apporter? M. Fauvel en a proposé deux : l'argent d'une part, et l'allaitement artificiel de l'autre. J'examinerai un peu plus tard la valeur de chacun de ces deux moyens ; pour le moment, arrêtons-nous à l'examen de la cause signalée : la disette de lait de femme en France.

Voyons un peu jusqu'à quel point la conclusion de M. Fauvel découle bien nécessairement des faits acquis et dont il s'est servi comme de prémisses. Pour juger la valeur réelle de cette opinion si nettement formulée, il faut, messieurs, que vous me permettiez de reprendre avec vous l'examen de ce qui se passe dans notre pays, relativement à l'allaitement maternel et aussi relativement à l'allaitement mercenaire.

Dans les grands centres de population comme Paris, Lyon, Marseille et quelques autres villes, un grand nombre de jeunes mères sont absolument incapables d'allaiter leurs enfants, les unes parce qu'elles n'ont pour ainsi dire pas de mamelles, les autres parce que leurs mamelles, quoique assez développées, ne sécrètent pas de lait. De là, pour ces jeunes femmes, l'obligation de faire nourrir leurs enfants par une femme étrangère; les plus fortunées gardent cette étrangère auprès d'elles sous le nom de *nourrice sur lieu;* celles, au contraire, qui ne peuvent subvenir aux frais qu'entraîne cette combinaison, confient leurs enfants à des nourrices qui retournent au pays avec leur nourrisson. De l'un et de l'autre de ces arrangements résulte pour la nourrice mercenaire, la nécessité d'abandonner son propre enfant à une femme de son voisinage pour en continuer l'élevage. Parmi ces enfants de nourrices, les plus heureux sont élevés au sein, les autres sont nourris au biberon. Mais comme, par suite de l'habitude prise, l'industrie nourricière s'est confinée sur un très-petit nombre des départements de la France, il s'ensuit que toutes ou presque toutes les femmes de ces départements veulent devenir nourrices sur lieu, les unes dans le but de subvenir pour leur part aux besoins de leur famille, les autres poussées par un sentiment de fausse honte qui leur fait craindre de passer pour fainéantes si elles ne font pas comme leurs compatriotes. Que résulte-t-il de là ? Que vous ne trouvez plus dans les départements à nourrices, pour élever les enfants qu'on y envoie, que des femmes incapables d'être acceptées comme nourrices dans les grandes villes.

Aussi les pauvres enfants n'ont-ils que deux chances à courir, ou de teter le lait insuffisant et pauvre d'une femme dont la sécrétion laiteuse épuisée et presque tarie par un ou deux allaitements antérieurs, ne peut le nourrir assez pour suffire à son développement, ou d'être mis au biberon. Bien heureux quand ce moyen d'élevage est seul employé et qu'une nourriture grossière ne vient pas le remplacer. Ce tableau rapide et abrégé suffit à montrer l'exactitude de l'assertion de M. Fauvel sur l'insuffisance du lait de femme. Mais elle n'est vraie et fondée que pour les grandes villes et quelques départements à nourrices; elle cesse de l'être si l'on veut en faire l'application à toute la France. En d'autres termes, le mal que signale notre collègue est un mal local et non un mal général. C'est une pauvreté relative qui résulte bien plutôt d'un mauvais emploi de ce que nous possédons que de l'absence absolue de ce dont nous avons besoin. Le mal tient ici à la concentration sur un même point du pays de l'industrie nourricière. Si au lieu de dix ou douze départements qui se livrent à cette industrie il y en avait un bien plus grand nombre, il resterait encore dans chacun d'eux un assez grand nombre de femmes capables d'allaiter les enfants qu'on y enverrait; la France, en un mot, n'est donc pas plus mal partagée que les autres pays sous le rapport de l'abondance du lait de femme, mais son emploi est mal réparti. Notre pauvreté dépend bien plus d'une mauvaise distribution de nos ressources que de l'absence réelle et absolue de ces ressources. Le jour donc où l'on aura trouvé le moyen de *décentraliser l'industrie nourricière*, on aura, je crois, fait cesser la pénurie de lait de femme et toutes les graves conséquences qui en résultent.

Ainsi donc, en résumé, la pénurie de lait de femme n'existe réellement que dans les dix ou douze départements d'où partent presque toutes les nourrices qui viennent se placer dans les grandes villes comme *nourrices sur lieu*. Dans ces grandes villes, jamais les nourrices n'ont fait défaut; depuis vingt et un ans que je me livre à la pratique obstétricale, je n'en ai jamais manqué.

Mais, dira-t-on, au lieu de chercher à multiplier le nombre des départements qui fournissent des nourrices aux grandes villes, pourquoi ne pas développer chez les jeunes femmes le désir et l'habitude de l'allaitement maternel ? C'est ici que je me trouve tout naturellement amené à répondre à ce reproche que presque tous nos collègues se sont complu à nous adresser, et qui consiste à dire que les accoucheurs n'encouragent pas suffisamment leurs jeunes clientes à remplir ce devoir de l'allaitement. Chaque fois que j'ai entendu un de nos contradicteurs formuler ce reproche, j'étais pris du désir de le prier de vouloir bien faire avec moi la visite de mes plus récentes accouchées, afin de m'indiquer par quels moyens il pourrait me faire pousser instantanément des mamelles sur des poitrines qui en sont dépourvues, ou comment encore ils ont la prétention de se comporter pour faire couler du lait de mamelles qui, restées pour ainsi dire indifférentes à la fonction remplie par l'utérus, ne fournissent pas la quantité de liquide nécessaire pour humecter la surface du plus petit mouchoir de poche.

Je serais très-curieux, je l'avoue, de les voir à l'œuvre. Je sais bien que notre honorable collègue M. Bouchardat n'est nullement embarrassé par une aussi minime difficulté : il n'hésite pas à vous promettre toutes ces transformations miraculeuses, pourvu que vous ayez soin de bien faire observer, pendant la grossesse, toutes les précautions de l'hygiène, et surtout pourvu que vous donniez à nos jeunes femmes, déshéritées sous le rapport que je viens de dire, force fer et vin de quinquina. Eh bien, messieurs, vous l'avez déjà dit avant moi, ce sont là autant de vaines illusions que notre savant collègue perdra bien vite le jour où, sortant de son cabinet de chimiste, il voudra bien se rendre au lit des malades.

Et en effet, messieurs, est-il nécessaire de rappeler à cette tribune ce qui est connu de tous les cliniciens, à savoir qu'il existe chez la femme, relativement à la fonction de la génération, des différences considérables. Les unes sont incapables de concevoir; d'autres conçoivent, mais ne peuvent porter à terme le produit de la conception; d'autres, moins déshéritées, conçoivent, portent à terme le fruit conçu, mais elles sont incapables, à elles seules, de le mettre au jour. L'art a toujours besoin d'intervenir pour aider l'exécution de ce temps de la génération. Une quatrième classe, plus heureuse, est composée de celles qui sont capables de concevoir, de porter à terme le fruit de la conception et d'accoucher spontanément. Mais l'allaitement ne leur est pas possible, soit parce que les glandes mammaires sont restées chez elles dans un état tout à fait rudimentaire, soit parce que ces glandes, quoique assez développées, ne jouissent pas de l'activité fonctionnelle nécessaire à la sécrétion lactée.

Enfin, messieurs, dans une dernière classe se trouve la *femme type* au point de vue de la génération : celle-ci conçoit, elle porte à terme, elle accouche spontanément et ses mamelles fournissent alors une quantité suffisante de lait pour nourrir son enfant.

Mais, messieurs, j'en appelle à votre expérience, combien rencontrez-vous de ces dernières sur cent de nos jeunes femmes des grandes villes ? y en a-t-il seulement la moitié, je ne le pense pas si j'en juge par ma propre expérience.

La conclusion nécessaire c'est qu'il faut que ces jeunes mères renoncent, bon gré mal gré, à la satisfaction de remplir ce dernier devoir de la maternité, il ne reste alors au médecin appelé à donner son avis en de telles circonstances, que deux alternatives : prendre une nourrice mercenaire ou faire allaiter l'enfant par le lait coupé de quelque animal (vache, chèvre, ânesse, etc.). Me voilà donc tout naturellement amené à m'occuper avec vous de la valeur de l'*allaitement artificiel.*

Parmi les orateurs qui ont traité cette question, les uns, guidés par des habitudes scientifiques dont ils ne savent jamais se départir, proposent avec M. Fauvel d'expérimenter le moyen de remplacer le lait de femme; les autres, plus hardis ou plus téméraires, n'hésitent pas à proclamer d'emblée comme démontrés les excellents effets qu'on en peut obtenir. Eh bien, messieurs, aux premiers je répondrai que l'expérience est faite depuis longtemps, elle a été faite et refaite mille et mille fois par tous ceux qui sont appelés à diriger la première enfance, soit dans la clientèle particulière, soit dans les établissements hospitaliers consacrés aux enfants du premier âge. Or, le résultat, pour tout esprit non prévenu, est resté constamment le même et il peut être formulé de la manière suivante : *à de rares exceptions près, l'allaitement artificiel, substitué d'une manière complète à l'allaitement maternel, constitue, surtout dans les grandes villes comme Paris, un mauvais moyen d'alimentation; son influence fâcheuse sur la santé des nouveau-nés est d'autant moindre qu'on en use avec plus de discrétion et qu'il n'est employé que comme simple auxiliaire de l'allaitement maternel.* Inutile d'ajouter qu'en général il est d'autant mieux supporté que l'enfant est plus âgé.

Que si certains esprits amoureux de la statistique voulaient absolument y faire appel pour appuyer les propositions que je viens d'émettre, je n'aurais pas besoin de remonter bien loin dans les temps écoulés pour trouver cette preuve : il me suffirait de consulter les documents adressés récemment à l'Académie et même de citer, en leur donnant leur interprétation vraie, les relevés qu'a fournis le plus ardent défenseur de l'allaitement artificiel, M. Jules Guérin. C'est ce que je vous demande, messieurs, la permission de faire brièvement, car, comme l'a dit un de nos confrères du Calvados, M. Denis-Dumont, la réponse que je viens de faire pourrait paraître banale à force d'être juste.

Parlons d'abord des documents adressés à l'Académie par des membres du corps médical étrangers à notre compagnie.

M. le docteur Josat, inspecteur du service de la vérification des décès, nous dit qu'à Plaisance, Vaugirard et Grenelle, en septembre 1864, sur un nombre total de 110 décès d'enfants, 82 étaient allaités au biberon, 28 au sein.

En octobre de la même année, sur 81 enfants décédés, 57 étaient allaités au biberon, 24 au sein.

Dans une même famille, sur 9 enfants tous vigoureux, 5 sont élevés au biberon, ils succombent tous, 4 tettent, ils sont aujourd'hui beaux et bien portants.

Sur une famille de 7 enfants, tous élevés au biberon, 5 ont succombé de un à quatre mois.

M. E. Beaugrand, médecin du bureau de bienfaisance d'un quartier pauvre, nous donne une statistique portant sur cinq années (1860-1864) et comprenant 1279 décès, ainsi répartis quant au mode d'alimentation.

Au sein	498
Au biberon	699
Sevrés prématurément	82
	1279

En tenant compte de l'âge auquel survient la mort, on trouve les résultats suivants :

1° De la naissance à 1 mois.	Au sein	203	600
	Au biberon	397	
2° De 1 à 3 mois	Au sein	99	218
	Au biberon	119	
3° De 3 à 12 mois	Au sein	196	461
	Au biberon	183	
	Sevrés	82	
			1279

Le docteur Piedvache donne, sur l'arrondissement de Dinan, des détails non moins intéressants; ils peuvent se résumer ainsi :

« En ville, l'allaitement maternel est général, mais des

préjugés nombreux sur l'alimentation du premier âge sont très-enracinés. Malgré cette condition fâcheuse, la mortalité moyenne sur neuf années (1860-1868) est de 16 pour 100. Par contre, les enfants venant de l'hospice sont généralement forts et vigoureux, ils sont placés à la campagne et nourris presque tous au biberon ; chez eux, la mortalité, relevée sur quinze années (1854-1868), a été de 51 pour 100.

Voici maintenant comment s'exprime M. le docteur Mignot, médecin des épidémies de l'arrondissement de Gannat (Allier) :

« L'allaitement artificiel ne se pratique dans nos villes et » nos campagnes que dans des circonstances exceptionnelles. » Les enfants obligés de le subir sont d'une santé bien plus » chétive que les autres et sont souvent atteints du muguet » et d'autres affections du tube digestif ; la plupart, d'ail- » leurs, succombent. »

Le docteur Levieux, à la Société médico-chirurgicale de Bordeaux, s'exprimait à peu près de même, et il termine en demandant la *suppression radicale* de ce mode d'allaitement.

En Belgique, où l'expérience se fait sur une très-grande échelle, voici ce qu'en pense le docteur Janssens :

« La pratique de l'allaitement artificiel est ici très-répan- » due, et c'est une des causes les mieux établies de la grande » mortalité de la première enfance à Bruxelles. »

Un de nos distingués confrères du département du Calvados, M. le docteur Denis-Dumont, qui nous a adressé une intéressante brochure sur l'allaitement artificiel, résume à la page 15 de son mémoire le résultat des statistiques qu'il a pu dresser, en disant :

« La mortalité pour les enfants élevés au biberon a atteint » le chiffre énorme de 30,77 pour 100, tandis que la moyenne » de la mortalité pour les enfants élevés au sein n'a été que » de 10,89 pour 100. »

Enfin, M. J. Guérin lui-même nous cite, d'après M. Devilliers, les faits observés par le docteur Perron (de Besançon). « Sur 143 enfants élevés au biberon, il en est mort 132 ; sur » 152 élevés au sein, il n'en est mort que 27. » Mais, ajoute

M. J. Guérin, ce même confrère a pu élever impunément au biberon tous ses propres enfants au nombre de 7, et de là il se croit autorisé à conclure que le biberon est un mode d'allaitement excellent ; je trouve la conclusion un peu forcée. Pour ma part, les faits qui précèdent, pris en masse, me semblent démontrer d'une façon péremptoire l'influence fâcheuse de l'allaitement artificiel, et il me semble que l'expérience que réclamaient si ardemment nos honorables collègues, MM. Fauvel et J. Guérin, est plus que suffisamment faite, surtout si l'on y ajoute ce que l'observation quotidienne enseigne à tous ceux que leur clientèle place dans des conditions favorables pour juger cette question capitale. Tout ce qu'on peut accorder pour ne pas mériter le reproche de parti pris, c'est que dans quelques cas exceptionnels, qu'il n'est guère possible de déterminer d'avance, on peut, avec de grands soins, de grandes précautions, élever quelques enfants au biberon sans qu'il en résulte d'accident sérieux, surtout si ce mode d'allaitement n'est mis en usage que quelques semaines ou quelques mois après la naissance. Mais il n'en reste pas moins un fait bien net, acquis à la science, c'est que, en thèse générale, l'allaitement artificiel ne peut pas être mis en parallèle avec l'allaitement maternel. Les trop nombreuses difficultés qu'il présente dans son application, en feront, pour le plus grand nombre des cas, un moyen d'élevage dangereux.

Est-ce à dire pour cela qu'il faille y renoncer à tout jamais et lui préférer, quand on ne peut disposer d'aucun autre moyen, l'alimentation prématurée, comme les bouillies, les soupes et tous les aliments encore plus grossiers qu'on voit malheureusement trop souvent mettre en usage ? Évidemment non, et il ne viendra à l'esprit de personne de préférer, pour un nouveau-né, privé du sein de sa mère ou de sa nourrice, la soupe aux choux au lait de vache. Mais, encore une fois, de là à préconiser l'allaitement artificiel, il y a loin et je ne puis dissimuler mon étonnement, quand les faits acquis sont si nombreux et si unanimes dans leurs résultats, de voir des confrères instruits, consciencieux, des membres de notre compagnie, demander encore, à l'envi, que l'expérience soit renouvelée sur une question si complétement jugée.

Aux causes de mortalité que nous venons d'étudier, il faut ajouter : la misère, l'alimentation prématurée et la faiblesse native. La misère et l'alimentation prématurée ont été indiquées dans nos deux premiers rapports ; je ne puis donc accepter, pour la commission, le reproche de les avoir passés sous silence. Quant à la dernière, la *faiblesse native*, je ne fais aucune difficulté pour reconnaître qu'elle a été étudiée, mieux que nulle part ailleurs, dans le remarquable discours de notre collègue et ami M. Chauffard. Personne aussi bien que lui n'en a indiqué l'origine, le mécanisme et le résultat final. Vous vous rappelez tous avec quelle admirable élévation, dans le fond et dans la forme, il vous a montré la pernicieuse influence des armées permanentes sur le mauvais état de la paternité et de la maternité. Je ne chercherai pas à résumer ici cette éloquente disquisition sur une des causes les plus actives, quoique en apparence éloignée de la mortalité du premier âge. Je ne pourrais qu'en amoindrir la valeur sans y rien ajouter.

Ainsi donc, messieurs, toutes les causes, sauf la dernière, relevée avec tant de talent par M. Chauffard, toutes ces causes du mal que nous cherchons à combattre avaient été signalées dans mes deux premiers rapports, et le reproche, adressé à la commission, de les avoir complétement passées sous silence, est un reproche immérité.

Il me reste maintenant à m'occuper de la seconde partie de la question, celle sur laquelle nous étions surtout consultés, à savoir : les *voies* et *moyens* capables de conjurer le mal. Voyons un peu si les critiques qui nous ont été adressées sont plus fondées que sur le premier chef.

Dans le rapport de la commission, cette seconde partie se compose de trois chapitres principaux :

1° Celui relatif à une nouvelle réglementation de l'industrie nourricière ;

2° Un ensemble de conseils hygiéniques sur l'éducation de la première enfance et le sevrage ;

3° Une série de vœux destinés à améliorer l'état des nourrices et des nourrissons.

Par je ne sais quelle raison la plupart de nos honorables contradicteurs se sont obstinés à ne vouloir s'occuper que du premier chapitre, celui relatif à la réglementation, et considérant comme non avenus les deux derniers, ils se sont tous évertués à proposer des moyens qui se trouvent très-complétement indiqués dans les parties du rapport dont ils ne tenaient aucun compte.

Pour ce qui touche à la réglementation, les objections qui ont été faites sont de deux ordres : des objections de principe, des objections de détails. La discussion des dernières n'a presque pas été abordée, si ce n'est par notre collègue M. Devilliers; j'attendrai donc, pour y revenir, qu'on ait bien voulu prendre, un à un, chacun des articles du règlement proposé, et alors seulement nous verrons si ce qu'on a avancé est réellement fondé. Pour le moment, je ne m'occuperai que des objections de principe.

Vouloir réglementer l'industrie des nourrices, c'est, suivant quelques personnes, porter atteinte à la liberté individuelle, c'est empiéter sur les droits du père de famille aussi bien que sur ceux des nourrices.

Oh ! messieurs, personne plus que moi n'est disposé à respecter la liberté individuelle; mais, dans une société civilisée, cette liberté individuelle doit avoir des limites, et ces limites se trouvent précisément là où l'intérêt de tous se trouve lésé par l'application abusive de la liberté de chacun.

Notre regretté collègue M. Robinet, dans un langage un peu décourageant, nous signalait comme cause nécessaire, inéluctable, des abus que nous cherchons à combattre, l'impuissance même de ceux qui en sont victimes. Mais, messieurs, personne ne peut contester que le devoir le plus clair et le plus pressant de la société est précisément de veiller à la sécurité des citoyens, surtout dans les cas où ceux-ci sont incapables de pourvoir, par eux-mêmes, à leur défense. C'est, guidés par cette pensée, que tous les législateurs ont eu soin de protéger de mille manières les mineurs de toute espèce. Or, qui peut appeler cette protection d'une manière plus urgente que ces frêles créatures, séparées de leurs familles au moment même de leur naissance, pour être confiées à des soins mercenaires, qui peuvent compromettre si promptement et leur santé et leur vie? On n'a pas craint de soumettre à des règlements le travail des enfants dans les manufactures, pourquoi reculerait-on devant l'idée de protéger efficacement l'enfant à la mamelle?

Mais, dira-t-on, avec M. Fauvel, croyez-vous sérieusement à l'efficacité de tous vos règlements et pourrez-vous ainsi remplacer le lait de femme qui fait défaut?

J'ai déjà dit, messieurs, ce qu'il faut penser de cette pénurie plus apparente que réelle du lait de femme, je n'y reviendrai pas, mais je répondrai, sans hésiter, à notre honorable collègue : non certes, personne n'a jamais eu pareille prétention, mais il n'est pas douteux, au moins, qu'en appliquant sérieusement les moyens proposés par la commission, on ne parvienne, dans un avenir plus ou moins prochain, à faire cesser ce trafic éhonté que pratiquent certaines femmes, aussi dépourvues de conscience que de lait, et qui consiste à recevoir chaque année trois, quatre et jusqu'à douze enfants nouveau-nés pour n'en rendre aucun. En un mot, la réglementation empêchera que des femmes incapables d'être nourrices se proposent comme telles.

Mais, messieurs, si je crois que l'application scrupuleuse de sages règlements puisse rendre de réels services, est-ce à dire pour cela que je m'abuse au point de m'imaginer que ce sera là le moyen par excellence de combattre le mal en question ? pas le moins du monde, et je n'ai point attendu les discours de nos honorables argumentateurs pour préconiser, *avant tout*, et comme le moyen dans lequel j'ai le plus de confiance, les *secours temporaires alloués aux mères nécessiteuses qui peuvent allaiter leurs enfants*. Cela se trouve très-explicitement exprimé dans mon premier rapport, lu à cette tribune en septembre 1866, je vais même, dans ce travail, plus loin que n'a été M. Fauvel qui se contente de dire qu'il

2

faut de l'argent, de l'argent, et toujours de l'argent. J'ai indiqué une source à laquelle on pourrait en puiser sans augmenter le chiffre du budget de l'Assistance publique; j'ai montré, en m'appuyant sur le très-remarquable travail de M. Vée, que la suppression du bureau de la rue Sainte-Apolline pourrait fournir annuellement une somme de 250 à 300 mille francs, qu'on emploierait beaucoup plus utilement à donner ces *secours temporaires* dans lesquels je place surtout mon espoir.

Et, messieurs, cette confiance que j'exprime dans l'heureuse influence des secours temporaires n'est pas, de ma part, une simple vue de l'esprit, c'est le résultat d'une conviction fondée sur l'étude consciencieuse de ce qu'ils ont déjà produit dans plusieurs départements où ils ont été appliqués, tantôt par l'initiative individuelle comme à Mulhouse, tantôt par les soins de l'administration comme dans le département du Calvados. Voici, en effet, ce que nous apprenons de M. le docteur Postel, professeur suppléant à l'École de médecine de Caen. Tandis qu'en 1860, la mortalité sur les enfants assistés du Calvados, était de 75 pour 100, en 1866 elle n'est plus que de 30 pour 100, cette différence vaut bien la peine d'être signalée. Or, M. Postel n'hésite pas à affirmer que la cause de cette diminution dans la mortalité est due, en grande partie, à une mesure adoptée à cette époque, à savoir : la *substitution des secours temporaires à l'admission aux hospices.*

Ce que je viens de dire était écrit depuis plusieurs jours, quand je reçus, par l'intermédiaire du secrétariat de l'Académie, un mémoire très-intéressant et très-bien fait, de notre honorable confrère M. le docteur Ballot de Bar-le-Duc, sur la question qui nous occupe. Or, messieurs, M. Ballot nous montre, au moyen d'une statistique comprenant quatre années (1865-66-67-68) que, à Bar-le-Duc et à Verdun, grâce à la substitution des *secours temporaires* à l'admission dans les hospices, la mortalité, qui frappe les enfants depuis la naissance jusqu'à un an, a pu descendre de 51,74 pour 100 à 11,08 pour 100.

Ces chiffres-là, messieurs, valent mieux que tous les discours les plus éloquents, et si un grand nombre de nos confrères pouvaient en produire de semblables obtenus dans les différents départements de France, la cause des *secours temporaires* serait dès aujourd'hui gagnée et, par cela même, le nombre des victimes de la première enfance serait diminué des quatre cinquièmes.

Je n'ai pas besoin d'ajouter que parmi les avantages signalés par notre excellent collègue M. Chauffard, comme résultat de la suppression partielle ou totale des armées permanentes, se trouverait nécessairement une économie considérable. On pourrait en ajouter le produit aux fonds dont j'ai parlé pour subvenir aux frais nécessités pour les secours temporaires, ce qui permettrait de les multiplier, et d'en augmenter le taux mensuel.

On a dit aussi : la rédaction d'un règlement n'est pas l'affaire de l'Académie, mais de l'administration. Je ne puis accepter cette manière de voir. En effet, chacun des articles de ce règlement a pour base une question médicale plus ou moins importante. Un seul exemple suffira pour le faire comprendre.

Quand il s'est agi de fixer l'âge auquel un nouveau-né peut, avec le moins d'inconvénient, être privé du sein de sa mère, si celle-ci veut se louer comme nourrice, il a fallu chercher à concilier deux intérêts opposés, ceux de l'enfant de la nourrice et ceux du nourrisson. Or, cela ne pouvait être fait que par des personnes connaissant, d'une part, l'organisation infantile, et d'autre part, la durée moyenne de la lactation, c'est-à-dire par des médecins. Je pourrais multiplier ces exemples, mais celui-là suffit à faire comprendre ma pensée ; il fait voir nettement que les membres de la commission ont eu raison de s'occuper avec soin de l'étude et de la rédaction des articles du règlement auquel l'administration seule pourra donner force de loi.

Puisque l'Académie, par l'organe autorisé de notre savant collègue M. Chauffard, s'est avancée sur le terrain des questions relatives à l'économie politique pour en faire sortir

l'une des causes éloignées, mais actives et multiples de la
mortalité des nouveau-nés, permettez-moi, messieurs, de
l'y suivre un instant, et de signaler à l'attention du législa-
teur une autre cause éloignée de ce même fléau, je veux
parler de la séduction. Il est vraiment singulier, en effet, de
voir notre code, si plein de sollicitude pour tout ce qui
regarde nos intérêts pécuniaires, rester si indifférent en ce
qui touche à nos intérêts moraux. On se demande avec
étonnement comment, dans un pays civilisé, comment en
France, le vol et le rapt sont si sévèrement punis, tandis que
la séduction est presque favorisée. A ceux de vous qui con-
serveraient quelque doute à cet égard, je conseillerai, pour
s'édifier, de lire les pages magnifiques qu'un penseur et un
écrivain distingué de notre Académie française a écrites sur ce
sujet dans un livre intitulé : *Histoire morale des femmes.* Vous
verrez dans le chapitre qu'il consacre à l'étude de cette
question si grave, combien la raison et le cœur se révoltent
au récit des tristes conséquences résultant de l'absence de
toute entrave à la séduction, et vous vous demanderez comment notre pays, si jaloux de sa supériorité commerciale,
industrielle et intellectuelle sur beaucoup de nos voisins,
reste si indifférent à son infériorité morale. Vous vous demanderez comment l'Angleterre a pu édicter une loi sur
la séduction et comment la France en est complétement
privée.

Vous vous écrierez alors avec M. Legouvé : « Pourquoi
» tant de souci des enfants contre la mère, et si peu contre
» le père? Pourquoi cette sollicitude en faveur de la morale
» publique s'éveille-t-elle si vivement quand il s'agit d'atta-
» quer la femme, et s'éteint-elle si vite quand il s'agit de la
» défendre? Évidemment il y a là sophisme et iniquité. Aux
» yeux de tout homme sincère, la séduction, surtout dans les
» classes ouvrières, s'exerce mille fois plus souvent de
» l'homme sur la femme que de la femme sur l'homme. Il
» faut donc une loi sur la séduction. Quelle forme revêtira
» cette loi? Accordera-t-elle une action à la fille séduite?
» Frappera-t-elle seulement le séducteur? Permettra-t-elle la

» recherche de la paternité? Il ne nous appartient pas de le
» décider; mais ce qui est certain c'est que cette loi existera.
» Les politiques comme les moralistes, les statisticiens comme
» les philosophes, les médecins, les administrateurs, les
» fonctionnaires de l'État comme les penseurs, tous stigma-
» tisent avec indignation cette doctrine fatale de l'impu-
» nité. »

En résumé, messieurs, l'ensemble des moyens qu'il me
paraît opportun de proposer à l'autorité comme capables
d'atteindre le but que nous poursuivons tous, l'abaissement
du chiffre de la mortalité des enfants du premier âge, me
semble pouvoir se grouper sous deux chefs :

1° Ceux qu'on pourrait appliquer immédiatement et que,
à cause de leur nature, j'appellerais volontiers *provisoires*,
tels sont :

a. Une réglementation convenable basée sur des données
médicales.

b. La multiplication des secours temporaires donnés aux
mères nécessiteuses pouvant allaiter leurs enfants.

c. La vulgarisation des connaissances relatives à l'hygiène
des enfants du premier âge.

d. Une surveillance efficace et sérieuse des enfants mis en
nourrice.

e. L'extension plus large possible donnée aux sociétés de
patronage de l'enfance.

f. Une répartition mieux entendue des enfants envoyés en
nourrice à la campagne.

2° Ceux que les améliorations successives de notre organisation sociale pourront produire dans un avenir plus ou
moins prochain. J'appellerais ces derniers *moyens réels, fon-
damentaux* et *définitifs*. Ils comprennent :

a. La révision de nos institutions militaires.

b. Une loi sur la séduction.

Paris. — Imprimerie de E. Martinet, rue Mignon, 2.